Ahogamiento.

Definición, actuación inicial y tratamiento en Cuidados Intensivos.

Autores: S. Moreno, A. Ojados, S. Rebollo, A. Ortín, L. Herrera, A. Fernández, R. Jiménez y M. Galindo.

Índice:

Capítulo 1. Introducción al manejo del ahogamiento en Emergencias y Cuidados Intensivos.

S. Moreno, A. Ojados

El ahogamiento es la tercera causa de muerte en el mundo. De acuerdo con la Organización Mundial de la Salud (OMS), el 0,7% de todas las muertes en el mundo (más de 500.000 muertes cada año) se deben a ahogamiento accidental. Este número no representa posiblemente las cifras reales, debido a que algunos casos mortales de ahogamiento no son clasificados como tal de acuerdo a los códigos de la Clasificación Internacional de Enfermedades, la cual no incluye los que se producen como consecuencia de inundaciones y tsunamis, por ejemplo. La mayoría ocurren en países de nivel bajo y medio, de hecho, en muchos países de África y de América Central, la incidencia de ahogamiento es de 10 a 20 veces más alta que en los Estados Unidos [5]. Ahora, en 2006 hubo 312 muertes por ahogamiento en el Reino Unido y en 3582 en los EE.UU., con una incidencia anual de 0,56 y 1,2 por 100.000 habitantes, respectivamente. El ahogamiento es la principal causa de muerte por accidente en Europa en hombres jóvenes [1]. Se presenta con mayor frecuencia durante los meses de verano *(Figura 1)*. Los ahogamientos en costas, se estima que cuestan más de $ 273 millones por año en los Estados Unidos [5]. Por cada persona que muere a causa de ahogamiento, otras cuatro personas recibirán atención en Urgencias por ahogamiento no mortal.

Contrariamente a la percepción popular, casi la mitad de los casos de ahogamiento se producen en vías navegables interiores, mientras que el ahogamiento en piscina es relativamente raro [1] (Figura 2).

Figura 1 [1]

La variabilidad estacional de ahogamiento.

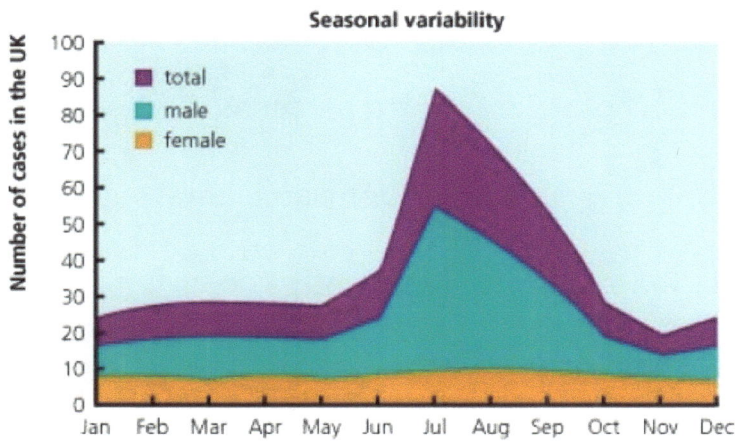

Seasonal variability

Figura 2 [1]

Ubicación de los acontecimientos de ahogamiento.

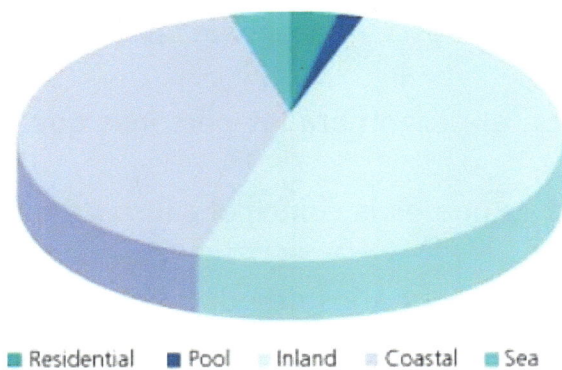

Por otro lado, datos de 250 paros cardíacos debidos a ahogamiento en Suecia mostraron tasas muy bajas de supervivencia a un mes, a pesar de tiempos de rescate muy breves. Se lograron, en cambio, resultados mucho mejores entre personas jóvenes con paro cardíaco por hipotermia por inmersión accidental que fueron tratadas con circulación extracorpórea, control de la temperatura y neurorehabilitación intensiva [3].

Los principales factores de riesgo son: el sexo masculino, edad de menos de 14 años, consumo de alcohol, tener bajos ingresos, pobre educación y la falta de supervisión en edades pediátricas. Además, para las personas con epilepsia, el riesgo de ahogamiento es de 15 a 19 veces más alto que el riesgo para las personas que no la padecen. Lo más significativo es que es la principal causa de muerte en el mundo entre los niños de 5 a 14 años de edad [5] y la tercera causa accidental de muerte para todas las edades pediátricas [6].

Concretamente en España nos encontramos con una mortalidad promedio de 1,5-1,6/100.000 hab. /año. Un estudio sobre víctimas de edad pediátrica atendidas en servicios de urgencia españoles, describe que los ahogamientos por inmersión no intencional, constituyen un motivo de consulta poco frecuente en los servicios de urgencias. Observa que casi todos los fallecidos eran previamente sanos, no sabían nadar ni llevaban sistemas de flotación y casi la totalidad de sus cuidadores admitieron un fallo en la vigilancia. En resumen, Tener menos de 6 años de edad, no saber nadar, no usar flotadores en piscinas privadas desprotegidas y una vigilancia inadecuada aumentan el riesgo de sufrir un ahogamiento y su morbilidad. Un tiempo de inmersión > 10 min, inicio de RCP > 3 min, acidosis, hiponatremia e hipotermia al llegar a urgencias aumentan la mortalidad. Todo esto, unido a las graves consecuencias que tienen, justifica la necesidad de implementar medidas preventivas que disminuya la incidencia del ahogamiento por inmersión no intencional (AINI), sobretodo en edades pediátricas [7]. Una de las más importantes es la educación de padres y familiares en maniobras de reanimación cardiopulmonar (RCP), ya que en estudios españoles podemos comprobar que sólo un 23% de los pacientes recibieron maniobras de RCP en el lugar del accidente [6].

Se estima que más del 85% de los casos de ahogamiento puede prevenirse mediante la supervisión, instrucción de natación, la tecnología, la regulación y la educación pública [5]

Capítulo 2. Definición del ahogamiento.
S. Moreno, S. Rebollo.

Existen muchas definiciones y sub-definiciones de ahogamiento que han dado lugar a confusión y a la imposibilidad de comparar estudios sobre la gestión y los resultados [1].

Para simplificar las cosas y evitar confusiones, la International Liaison Comittee on Resuscitation (ILCOR) publicó en 2003 *Recommended Guidelines for Uniform Reporting of Data From Drowning. The "Utstein Style"* [2]. En ellas, el ahogamiento se define como un proceso y no un evento: "El ahogamiento es un proceso que produce insuficiencia respiratoria primaria por la sumersión / inmersión en un medio líquido [5, 8]. Como "inmersión" entendemos que la cara y la vía aérea han estado cubiertas por el líquido y "sumersión" implica que el organismo entero, incluida la vía aérea, están bajo el agua u otro fluido [9]. La víctima puede vivir o morir después de este proceso, quedar con secuelas o no, pero sea cual sea el resultado, habrá estado involucrada en un proceso de ahogamiento [10].

El proceso de ahogamiento comienza con insuficiencia respiratoria cuando las vías aéreas de la persona están cubiertas por líquido. Si la persona, afortunadamente, es rescatada en cualquier momento, el proceso de ahogamiento es interrumpido, lo que se denomina un ahogamiento no mortal. Sin embargo, si la persona experimenta parada respiratoria hablaremos de "síndrome de ahogamiento" [11]. Si por otra parte, finalmente, la víctima muere en un momento como resultado de ahogamiento, esto se denomina ahogamiento fatal. Cualquier accidente de sumersión o inmersión sin evidencia de deterioro respiratorio debe ser considerado como un rescate acuático y no un ahogamiento. En este caso términos como "cuasi ahogamiento", "ahogamiento seco", "ahogamiento mojado", "ahogamiento secundario" etc. deberían evitarse, puesto que no se consideran correctos [5, 10].

Capítulo 3. Etiología y fisiopatología del ahogamiento.

A. Ortín, R. Jiménez

La mayor parte de los ahogamientos ocurren de forma accidental en piscinas, presas, ríos, lagos y playas, por personas que no saben nadar, y en menor medida por homicidio o suicidio. Dependiendo de su causa lo podemos clasificar en:

1. Ahogamiento primario. Se produce por sumersión en el que la víctima cae al agua y no sabe o no es capaz de nadar. Además, puede ser debido a: pérdida de las capacidades físicas debido al alcohol o drogas, como consecuencia de traumatismos craneoencefálicos o lesiones medulares por prácticas de saltos al agua, surfing, motos de agua, etc. Pero como ya comentamos anteriormente, el que tiene mayor prevalencia es el ahogamiento pediátrico.

2. Ahogamiento secundario como consecuencia de un síncope debido a enfermedades preexistentes como: cardiopatías isquémicas, cardiopatías congénitas o adquiridas, epilepsia, diabetes mellitus, accidentes vasculares encefálicos o hipertermia [13, 14]. De hecho, para las personas con epilepsia, el riesgo de ahogamiento es 15 a 19 veces más altas que el riesgo para las personas que no la padecen [5]. Puede haber otras causas que se dan en menor proporción, como por ejemplo la hiperventilación voluntaria en los buceadores [13] o factores culturales (por ejemplo, los coreanos sumergen la cara en agua con el propósito de limpiar los senos paranasales, lo que aumenta el riesgo de ahogamiento) [11]

La fisiopatología va a depender de la duración de la inmersión, la cantidad y las características del líquido aspirado, así como de la severidad de la hipoxemia (disminución anormal de la presión parcial de oxígeno en sangre arterial por debajo de 80 mmHg). Los trastornos secundarios a esta pueden ser: acidosis metabólica, edema cerebral e insuficiencia renal [11]. Pero la característica principal a tener en cuenta en la fisiopatología del ahogamiento es que la parada cardiaca se produce como consecuencia de la hipoxia de los tejidos, por lo tanto, la corrección de la hipoxemia es crítica para el retorno de la circulación espontánea [10].

Cuando una persona se está ahogando su respuesta consciente es contener la respiración, pero esto tiene una duración aproximada de no más de un minuto. Cuando la necesidad inspiratoria es demasiado para resistir, alguna cantidad de agua es aspirada hacia las vías respiratorias y se produce tos como respuesta refleja, que posteriormente remite. En los casos en los que se produce laringoespasmo esto no se produce, directamente la respiración cesa y se inicia la hipoxia cerebral. Si la persona no es rescatada, continúa aspirando agua y la hipoxemia conduce rápidamente a que se produzca el llamado "síndrome de ahogamiento" con pérdida de conciencia y apnea. En los primeros momentos se produce taquicardia, seguida de bradicardia, disociación electromecánica y, finalmente, asistolia; con lo cual el paciente ya se encontrará en parada cardiorrespiratoria (PCR) *(Cuadro 1)*.

Cuadro 1. Secuencia de eventos que ocurren después de la inmersión [1]

"Cuanto antes ocurra el rescate en esta secuencia, mayor será la probabilidad de supervivencia."

- Contención de la respiración

- Laringoespasmo

- Hipoxia e hipercapnia

- Deglución

- Inhalación de agua

- Lavado de surfactante, hipertensión pulmonar, Shunt

- Empeoramiento hipoxia

- Pérdida de conocimiento

- Muerte

Todo proceso de ahogamiento, desde la sumersión o inmersión hasta la parada cardiaca, por lo general se produce en cuestión de segundos o pocos minutos, pero en situaciones inusuales, como la hipotermia o el ahogamiento en agua helada, este proceso puede durar mucho más tiempo (aproximadamente una hora) [5]. Considerando que la temperatura del agua del mar suele ser inferior a 35°C, se puede concluir que tanto la penetración súbita como la permanencia en el agua van a provocar un enfriamiento del cuerpo que puede ocasionar alteraciones fisiológicas. Una de las más características es la bradicardia, que aumenta según desciende la temperatura (esto puede ser causa de fibrilación ventricular en personas con arritmias cardiacas). Otra es la vasoconstricción periférica y vasodilatación de los grandes vasos internos que pueden provocar shock, hipoxemia cerebral o pérdida de conciencia y hasta parada cardiorrespiratoria. A este fenómeno se le denomina hidrocución o shock termodiferencial. Nuestro cuerpo consta con mecanismos termorreguladores que funcionan mejor perdiendo calor que produciéndolo, por lo que estamos más indefensos ante el frío que ante el calor sabiendo que se pierde más calor mientras se nada (por convección con el movimiento del agua sobre la piel) que mientras se permanece inmóvil en el agua. Los humanos poseemos el denominado "reflejo de inmersión" por el que pasado un tiempo dentro de un líquido se origina una centralización de la sangre pasando de espacios periféricos a centrales, produciéndose vasodilatación de los vasos viscerales con disminución del flujo de retorno, taquicardia, disminución de flujo capilar arterial, pudiendo esto repercutir en la irrigación cerebral. Por lo tanto, el cambio brusco de temperatura por una inmersión súbita o por permanencia en agua fría puede llegar a provocar pérdida de conciencia debida a la hipoxia cerebral que hace que el individuo se sumerja y se produzca PCR, en la cual no hay aspiración de líquido ni acumulación de anhídrido carbónico en sangre, por lo que el accidentado tiene

La aspiración de agua salada y la de agua dulce causan un grado similar de lesión, aunque podemos encontrar diferencias debido a los mecanismos de ósmosis:

1) En agua salada: la membrana del alveolo y la del capilar es permeable al paso de O_2 y CO_2 y lo es igualmente para los líquidos. De esta manera, como el agua salada que hay en los alveolos tiene mayor presión osmótica que la sangre del capilar, se producirá paso de la sangre a los alveolos para compensar el gradiente. De ello se podrá esperar:

-Disminución de la volemia.

-Hemólisis que hace aumentar el potasio.

-Hemoconcentración con incremento de iones (cloro, sodio, calcio y magnesio).

2) En agua dulce: al ser mayor la presión osmótica de la sangre en el capilar que la del agua en el alveolo pasa líquido del alveolo al capilar, lo que conlleva:

-Hipervolemia.

-Gran hemólisis, con el potasio muy elevado y aparición de graves arritmias como la fibrilación.

-Hemodilución con disminución de los niveles de cloro, sodio, calcio y magnesio [15].

Sin embargo, en recientes estudios en animales y humanos se ha demostrado que, con independencia del tipo de líquido aspirado (agua dulce o salada), el proceso fisiopatológico predominante es la hipoxemia, impulsado por la disfunción del surfactante pulmonar, el colapso alveolar, atelectasias y shunt intrapulmonar. Las pequeñas diferencias electrolíticas rara vez tienen relevancia clínica y por lo general no precisan de tratamiento [10].

Por otra parte, se ha descrito que la contaminación profusa del agua con bacterias o partículas puede complicar el cuadro [11].

Capítulo 4. Soporte vital en ahogamiento. Consideraciones generales.

L. Herrera, A. Fernández

Podemos diferenciar 4 fases interrelacionadas:

1) Rescate acuático. Por lo general se lleva a cabo por espectadores o por socorristas entrenados.

2) Soporte vital básico. En la mayoría de los casos es realizado por las personas que han presenciado el accidente.

3) Soporte vital avanzado. Lo proporcionan los servicios médicos de emergencia.

4) Cuidados post-resucitación. Se realizarán en la Unidad de Cuidados Intensivos del hospital correspondiente.

La consecuencia más importante del ahogamiento es la hipoxia, cuando los tejidos se ven privados de un suministro adecuado de oxígeno. La duración de la misma es el factor determinante más importante en el pronóstico de la víctima. Por lo tanto, hay que intentar restaurar la oxigenación, ventilación y perfusión lo más pronto posible. La RCP in situ y la activación rápida del sistema de emergencias son vitales para la supervivencia de este tipo de pacientes. Las víctimas que llegan al hospital con respiración y circulación espontáneas tienen buen pronóstico. Sin embargo, los factores asociados a un peor pronóstico son: inmersión superior a 5 minutos, necesidad de RCP superior a 25 minutos, PCR sin pulso al llegar a urgencias, FV/TV en el ECG inicial, haberse producido en aguas cálidas (ya que se relaciona con el aumento de tiempo de inmersión), acidosis metabólica grave, existencia al llegar al hospital de pupilas midriáticas arreactivas, y con una Escala de Glasgow menor de 5, hipotermia (temperatura corporal menor de 35ºC) y apnea [9, 13]. Deberemos tener en cuenta estos factores porque, aunque no tienen un valor absoluto, debemos evitarlos.

Cuando se produce un paro cardíaco debido a una causa primaria cardiaca (muerte súbita cardiaca), el problema es de fracaso para hacer circular la sangre que, al menos inicialmente, está bien oxigenada. Sin embargo, cuando se produce un paro cardíaco siguiente al ahogamiento, la causa principal es la hipoxia. Así, en la muerte súbita, la prioridad del tratamiento es la compresión del pecho; en el ahogamiento, es la ventilación [1].

Hay que tener en cuenta que la hipoxemia puede tener carácter progresivo y afectará a todos los tejidos del organismo [4], por lo tanto no debemos perder el tiempo en intentar remitirla. Si es requerida la reanimación cardiopulmonar (RCP) el riesgo de sufrir daño neurológico es similar que en otros casos de parada cardiaca. No obstante, la hipotermia asociada con ahogamiento puede proporcionar un mecanismos de protección a las personas para sobrevivir a episodios prolongados de sumersión, ya que en este caso se reduce el consumo de oxígeno en el cerebro, lo que retrasa la anoxia celular y el consumo de ATP. Además, de una manera directamente proporcional a la disminución de la temperatura, reduce la actividad eléctrica y metabólica cerebral. La tasa de consumo cerebral de oxígeno desciende aproximadamente un 5% por cada 1ºC de temperatura corporal que desciende dentro del intervalo de 37ºC a 20ºC [5]. De hecho, se ha demostrado que la hipotermia terapéutica es efectiva en pacientes que han sufrido una lesión cerebral hipóxica como resultado de ahogamiento, haciendo que no tengan un pronóstico tan grave como otros pacientes críticos [16], incluso si han sufrido algún estado epiléptico [17]. Pero, sin embargo, la hipotermia también puede desencadenar arritmias mortales de por sí [11]. Por este motivo, es de vital importancia la monitorización. Otro dato importante es que un estudio ha concluido que la mortalidad en pacientes ahogados en parada cardiorrespiratoria es menor que en pacientes que sufren paro cardiaco primario extra hospitalario [18], resultado que se podría relacionar con la protección de la hipoxia cerebral que tiene la hipotermia.

Datos y predictores importantes para el pronóstico en la Reanimación de un ahogado [5].

- Soporte vital básico precoz y soporte vital avanzado mejoran el pronóstico.

- Durante ahogamiento, una reducción de la temperatura del cerebro en 10° C disminuye el consumo de ATP en aproximadamente un 50%, duplicando la duración de tiempo que el cerebro puede sobrevivir.

-Duración de la inmersión y el riesgo de muerte o deterioro neurológico grave tras el alta hospitalaria:

- 0–5 min — 10%

- 6–10 min — 56%

- 11–25 min — 88%

- >25 min — nearly 100%

Las características clínicas tras un episodio de ahogamiento son variables y dependen de múltiples factores, como la cantidad y el tipo de agua aspirada, y la rapidez y eficiencia del rescate, el inicio precoz de maniobras de reanimación, etc.

Los principales problemas que nos vamos a encontrar son: la insuficiencia respiratoria y la consecuente lesión neurológica por hipoxia.

En cuanto a alteraciones a nivel pulmonar, podemos encontrarnos desde tos a ligera taquipnea, a edema agudo de pulmón (EAP) no cardiogénico y síndrome de distrés respiratorio del adulto (SDRA) por lesión pulmonar directa (que se produce al perder el factor tensoactivo, por rotura de la membrana alveolocapilar y EAP neurogénico por hipoxia).En el SDRA se ha demostrado mejorar la supervivencia si se realiza ventilación de protección [10].

Además, durante la reanimación pueden darse convulsiones o alteraciones del estado mental (agitación, obnubilación o coma), arritmias supraventriculares que se corrigen al tratar la hipoxia y acidosis. Incluso nos podemos encontrar con insuficiencia cardiaca secundaria a la expansión aguda de volumen, edema pulmonar, o alteraciones electrocardiográficas típicas en las hipotermias como se ha comentado anteriormente (alargamiento del PR, ensanchamiento del QRS, descenso del ST y elevación del punto J) [13]

Capítulo 5. Rescate acuático.

A. Ortín, S. Moreno

Un dato a tener en cuenta es que en las zonas donde se dispone de socorrista profesional, menos del 6% de todas las personas rescatadas necesita atención médica y sólo el 0.5% necesita maniobras de reanimación. Sin embargo, en un informe sobre rescates realizados por espectadores, casi el 30% de personas rescatadas precisaba RCP [5]. De esto deducimos la importancia tanto de la presencia de personal formado (socorristas) en los lugares de mayor prevalencia de ahogamiento (tanto lugares públicos como privados), como de la formación de la población en general en técnicas de rescate y maniobras de resucitación. Con ello disminuiría la tasa de mortalidad que existe por procesos de ahogamiento.

En muchos casos la víctima tiene que ser rescatada a tierra firme antes de poder comenzar el tratamiento definitivo. Esto presenta peligros para el rescatador y lo primero que hay que tener en cuenta es garantizar la seguridad del reanimador. Nunca se debe entrar en el agua a menos que sea absolutamente necesario (Figura 3) [1]:

Figura 3 [1] *Técnicas de rescate.*

Safety	Consider your own safety first. Avoid entering the water	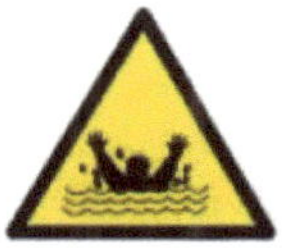
Talk	Talk to the victim, encourage them to help themselves	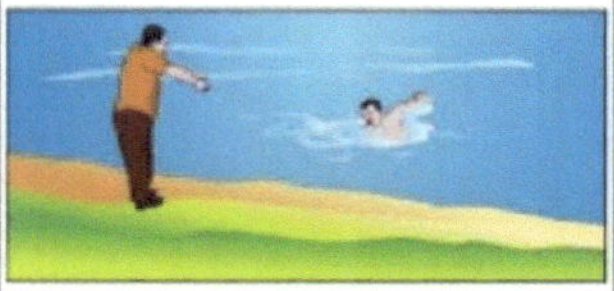
Reach	Reach with a stick or item of clothing	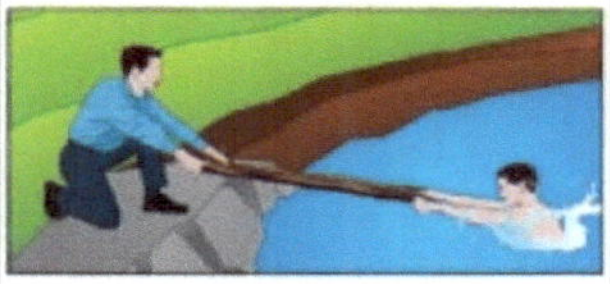
Throw	Throw a buoyant rescue aid (e.g. life ring or a ball) or a rope	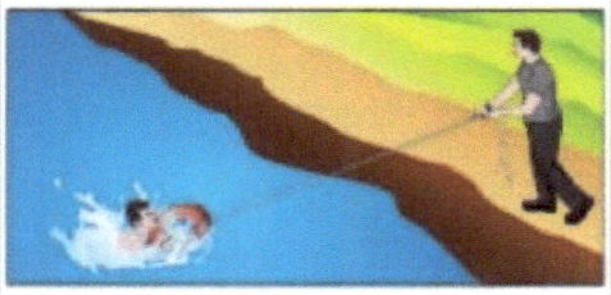
Boat	Consider if you could use a boat to assist the rescue	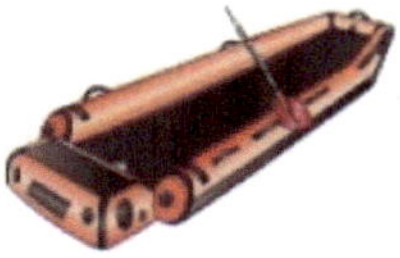
Swim with aid	Swim with an aid such as a life ring, torpedo buoy	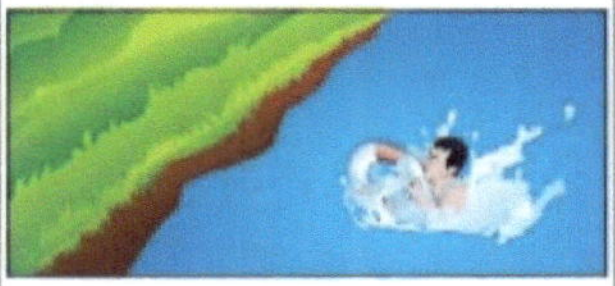
Swim and tow	Swim and tow the victim to shore	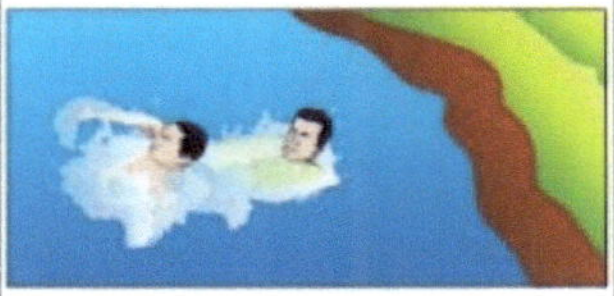

Si es posible, rescatar a la víctima sin entrar en el agua (lanzando una cuerda o flotador) si la víctima está cerca de la tierra, puesto que si no se está entrenado, un rescate desde dentro del agua puede llegar a ser muy peligroso para el rescatador. Si estos no alcanzarán ni hubiera disponibilidad de un bote, sopesar cuidadosamente los posibles peligros de entrar en el agua. Si la entrada en el agua es esencial, Si se tiene, se usa un chaleco salvavidas y se lleva una ayuda flotante. Además es mucho más seguro para los rescatadores entrar en el agua 2 personas en vez de 1, y hay que tener en cuenta nunca zambullirse de cabeza para intentar hacer el rescate, puesto que podríamos perder de vista a la víctima y correr el riesgo de colisionar con ella y sufrir una lesión de columna. Hay que tener mucho cuidado también con acercarse demasiado a una víctima con pánico que pueden agarrarse y meter al rescatador bajo el agua. Incluso una víctima aparentemente inconsciente puede "recuperarse" y agarrarse; y el resultado puede ser dos víctimas ahogadas en lugar de una [1].

Si el accidentado se encuentra consciente, debe ser ayudado a salir del agua lo más rápido posible antes de que se produzcan complicaciones. Por otra parte, si está inconsciente, la reanimación en el agua puede aumentar la probabilidad de un resultado favorable (1/3 mayor en comparación si no se hace). Sin embargo, la reanimación en el agua es solo posible realizarla si la seguridad del rescatador no se ve comprometida, y consiste únicamente en realizar ventilaciones (la técnica boca-nariz puede ser una alternativa al boca-boca en el caso de no poder pinzar la nariz) idealmente con un dispositivo que le ayude a flotar. De esta manera, se comenzará con 10-15 respiraciones de rescate durante aproximadamente 1 minuto. Si la respiración no se inicia de manera espontánea, se seguirán realizando respiraciones de rescate durante el traslado si la distancia a tierra es menor de 5 minutos. En distancias mayores realizarán 1 minuto de ventilación antes del traslado a tierra, que efectuarán sin realizar más ventilaciones. Las compresiones en el pecho son inútiles si se encuentran en aguas profundas, por lo que en ese momento, la evaluación del pulso no es útil y debe evitarse. Por lo tanto, si no hay respuesta de la persona, debe suponerse el paro cardiaco e intentar el rescate a tierra lo antes posible para que las maniobras de RCP se realicen sin demora.

Contrariamente a la creencia popular, la incidencia de la lesión de la columna cervical en víctimas de ahogamiento es sorprendentemente baja (0,009%) a menos que haya un factor asociado claro como el buceo, el uso de tobogán, signos de trauma o signos de intoxicación con alcohol. Si bien es aconsejable mantener la cabeza y el torso de la víctima en alineación durante la manipulación, es innecesaria la inmovilización de la columna cervical, que puede interferir con la apertura de las vías respiratorias y puede retrasar respiraciones de rescate y el inicio de CPR. Realizar la inmovilización cervical en el agua puede resultar realmente complicado, y en muchas ocasiones retrasaría la extracción del agua y la realización de la correcta reanimación. La estabilización de rutina de la columna cervical en ausencia de circunstancias que sugieran una lesión de la médula no está recomendada. [1]. Por lo tanto si el paciente presenta un PCR, a pesar del riesgo potencial espinal, debe ser sacado del agua lo más rápidamente posible, intentando no movilizar el cuello, manteniendo a la persona en una posición vertical, mientras se mantienen abiertas las vías respiratorias (lo que ayuda a prevenir vómitos y una mayor aspiración de agua) y comenzar una RCP efectiva ya en tierra. Por el contrario, en pacientes con signos de traumatismo de zambullida previa, que estaban buceando o con signos de intoxicación etílica, se debe proceder a la inmovilización cervical si es posible. Una vez realizado el rescate, separar del agua a la víctima lo más rápido y seguro que sea posible, para evitar con ello que vuelva a sumergirse y retirar la ropa mojada. En el caso de valorar necesidad de asistencia médica, avisar inmediatamente a los servicios de rescate y reanimación.

La importancia de realizar de forma correcta y rápida el rescate reside en que los factores pronósticos que influyen negativamente en la evolución del paciente están relacionados con este, como por ejemplo: inmersión prolongada (inmersión mayor de 5 minutos) y el retraso de la iniciación de la RCP eficaz [4, 13].

Directrices para la prevención de ahogamiento [5].

Para mantenerse a salvo

- Aprender natación y habilidades de supervivencia en agua.

- Siempre nade con los demás.

- Obedezca todas las señales de seguridad y señales de advertencia.

- Nunca ir al agua después de beber alcohol.

- Evite flotadores inflables; saber cómo y cuándo utilizar un chaleco salvavidas.

- Nadar en zonas con socorristas.

- Conocer las condiciones climáticas y de agua.

- Introduzca siempre los pies primero en aguas poco conocidas.

- No sobrestimar la capacidad de natación.

- Sepa cómo mantenerse alejado de corrientes, que están implicados en más de 85% de los que se ahogan en la playa.

Mantener a los demás seguros

- Ayudar y animar a otros, especialmente a los niños, a aprender a nadar y conocer habilidades de supervivencia en el agua.

- Nadar en zonas con socorristas.

- Cumplimiento de reglas previstas para la seguridad en el agua.

- Proporcionar siempre atención estrecha y constante a los niños en el agua o cerca.

- Saber cómo y cuándo usar un chaleco salvavidas, especialmente para los niños y los nadadores inexpertos.

- Aprenda primeros auxilios y RCP.

- Aprender maneras seguras de rescatar a otros sin ponerse en peligro.

- Obedecer todas las señales de seguridad y señales de advertencia.

- Valla en piscina en cuatro lados e instalar un cierre automático, (medidas que reducen la incidencia de ahogamiento por 50 a 70%).

- Colocar una señal de peligro para el agua poco profunda en una piscina.

Capítulo 6. Soporte vital básico.
M. Galindo, R. Jiménez

La reanimación inmediata en la escena es esencial para la supervivencia y correcta recuperación neurológica después de un proceso de ahogamiento. Esto requerirá la realización de reanimación cardiopulmonar por un transeúnte, familiar o socorrista y la inmediata activación del sistema de emergencias [10]. En la atención in situ hay que tener en cuenta algunas consideraciones generales:

-Un 20% de los ahogados no tienen agua en los pulmones.

-Si ha entrado agua no es posible sacarla.

-Mucha agua expulsada viene del estómago.

-El principal problema "no es tener agua en los pulmones, sino la falta de aire en los mismos".

-Hay que: efectuar el rescate, llevar a cabo una evaluación general y garantizar in situ el soporte vital con RCP si es preciso [15]

Realizaremos la valoración inicial: Determinar el estado de conciencia, comprobar la permeabilidad de la vía aérea y la existencia o no de respiración espontánea, comprobar el pulso [19].

A) *Vía aérea*. Como anteriormente se ha comentado, el mayor problema que presenta un ahogado es la hipoxia, por lo tanto el primer y más importante tratamiento una vez el paciente haya sido rescatado será la oxigenación y ventilación para disminuir la hipoxemia. Una vez en tierra, se deberá colocar al paciente en posición supina, con el tronco y la cabeza alineados (por lo general de manera paralela a la orilla) y deberá realizarse en primer lugar la comprobación de conciencia y respiración estándar de la RCP. Si la persona está inconsciente pero respira, la colocaremos en posición lateral de seguridad. Por el contrario, si se encuentra en apnea, se debe abrir la vía aérea e iniciar la ventilación lo antes posible. Para ello utilizaremos la técnica de elevación mandibular o de tracción mandibular (excepto que estemos seguros de que no hay lesión medular, que realizaremos la frente-mentón). Hay que tener en cuenta que a diferencia de una parada cardiaca primaria (convencional) el ahogamiento puede producir un patrón de apnea jadeante mientras el corazón siga latiendo, y la persona puede precisar sólo ventilación.

Es importante conocer que está contraindicado aspirar la vía aérea, ya que la mayoría de las víctimas aspiran una cantidad moderada de agua, que además se absorbe rápidamente y no es posible de extraer mediante aspiración [5, 9]. Aunque algunos de los últimos artículos científicos no recomiendan la realización de ventilaciones en la RCP básica [20], sin embargo la RCP sólo con compresiones no se recomienda en pacientes ahogados [5].

B y C) Ventilación y Compresiones torácicas. La PCR por ahogamiento se debe principalmente a la falta de oxígeno, por ello, es importante que la RCP siga la secuencia tradicional de: apertura de vía aérea, respiración, circulación (ABC). Hay que tener en cuenta que el análisis del pulso puede ser difícil, incluso para reanimadores experimentados, si el paciente está frío [9].

Comenzaremos con 5 respiraciones de rescate, seguido de 30 compresiones y continuando con la ya estandarizada secuencia de 30/2 (30 compresiones, 2 ventilaciones) hasta que reaparecen signos de vida (respiración, pulso), hasta cansancio del rescatador o hasta que esté disponible el Soporte vital Avanzado. Las primeras ventilaciones pueden ser más difíciles de ser efectivas, puesto que el agua en las vías respiratorias puede interferir en la expansión alveolar. Además la compresión del tórax puede verse obstaculizada por la disminución de distensibilidad de la pared torácica, agravada por la hipotermia.

Se deben evitar maniobras para el intento de extracción de agua de las vías respiratorias (maniobra de Heimlich, o colocar a la persona en decúbito prono) ya que retrasan el inicio de la ventilación y aumentan considerablemente el riesgo de vómito (que es considerado una de las complicaciones más frecuentes en la reanimación, dándose en un 86% de los casos reanimables) relacionado con un aumento significativo de la mortalidad. Si el vómito impide la correcta ventilación, giraremos a la víctima colocándola en decúbito lateral e intentar extraer el material mediante barrido digital. Como se dijo anteriormente, se debe tener cuidado si se sospecha lesión medular, pero esto no debe impedir o retrasar intervenciones que salvan vidas (como abrir la vía aérea, ventilación y compresiones)[10].

La reanimación de ahogados suele llevarse a cabo en condiciones bastante difíciles y en circunstancias variadas. Problemas en el rescate o la demora de los servicios de emergencia harán que el pronóstico sea peor. Por otro lado, la mayor incidencia de ahogamiento en personas jóvenes hace que la reanimación tenga mayor éxito, a menudo porque la hipotermia afecta a los jóvenes con mayor rapidez que a los adultos [5].

D) Desfibrilación. Si se dispone de un desfibrilador externo semiautomático (DESA), tras secar el tórax del paciente, que se encuentra sin respuesta ni respiración, se debe aplicar el dispositivo y seguir las instrucciones. Si la víctima está hipotérmica, limitar a 3 el número de choques y calentar hasta conseguir una temperatura superior a 30ºC [9]. Estas medidas se deben mantener hasta la recuperación del ritmo cardiaco o la llegada al ámbito hospitalario [6]

Capítulo 7. Soporte vital avanzado por servicios de Emergencia y Cuidados Intensivos.

A. Fernández, L. Herrera

Además de proporcionar apoyo vital básico inmediato, es importante dar el aviso a los sistemas de emergencia tan pronto como sea posible, para que su llegada al lugar del accidente no se retrase. La respuesta del personal de emergencia variará de acuerdo con el número de víctimas involucradas y los recursos disponibles. Si el número de víctimas es mayor que el de los recursos disponibles, se realizará el triaje para dar prioridad a la atención de las víctimas [10].

Tan pronto como el equipo, y los que tienen los conocimientos para utilizarlo, llegan, hay que:

1. Asegurar la vía aérea mediante intubación traqueal, teniendo cuidado de garantizar una óptima pre-oxigenación antes de la intubación.

Inducción de secuencia rápida con presión sobre el cricoides reducirá el riesgo de aspiración.

2. Dar oxígeno en alta concentración, utilizando preferentemente la presión espiratoria final positiva (PEEP).

3. Poner especial cuidado para diferenciar el jadeo de los esfuerzos respiratorios iniciales de una víctima que se recupera de ahogamiento, de las boqueadas agónicas en el paro cardiaco: no hay que parar la compresión torácica demasiado pronto

4. Instituir el mismo manejo que una víctima de parada cardiaca.

Debido a la amplia variedad de presentaciones clínicas de ahogamiento, se ha establecido un sistema de clasificación de 6 grados (a mayor grado, mayor deterioro del paciente) que ayudan a identificar la situación del paciente. David Szpilman propuso una clasificación en seis grupos con base en la gravedad y severidad del cuadro:

Grado 1. Pacientes que aspiran poca cantidad de líquido, suficiente para provocar irritación en las vías aéreas superiores y causar tos. La cantidad de líquido que penetra no es suficiente para que haya una insuficiencia en el intercambio alveolocapilar.

Grado 2. Pacientes que aspiran una cantidad moderada de líquido, suficiente para alterar el intercambio alveolocapilar. Podemos observar poca cantidad de espuma en boca o nariz. Se recomienda abrigar y calmar al paciente, administrar O2 en gafas nasales y trasladar al hospital.

Grado 3. Se produce edema agudo pulmonar sin hipotensión arterial, por lo tanto el pulso radial es palpable. Hay presente gran cantidad de espuma en boca y nariz. En este caso es recomendable administrar O2 con máscara de oxígeno a 15 litros, posición lateral de seguridad y transporte al hospital en UVI móvil.

Grado 4. Se produce edema agudo pulmonar con hipotensión arterial, por lo tanto es posible que el pulso radial no sea palpable. Podemos ver gran cantidad de espuma en boca y nariz. Se recomienda controlar la respiración (podría dejar de respirar en cualquier momento), ventilación mecánica (o O2 en mascarilla a 15 litros si no es posible) y transporte en UVI móvil.

Grado 5. Se produce paro respiratorio (apnea). Hay que iniciar inmediatamente ventilación artificial y controlar si hay pulso regularmente (se podría perder en cualquier momento).

Grado 6. Se produce PCR. Hay que iniciar lo antes posible las maniobras de RCP e incluso la desfibrilación precoz si se dispone de DESA. No reanimar si el tiempo de sumersión es mayor a 1 hora (y no hay hipotermia) u obvias evidencias físicas de muerte [9].

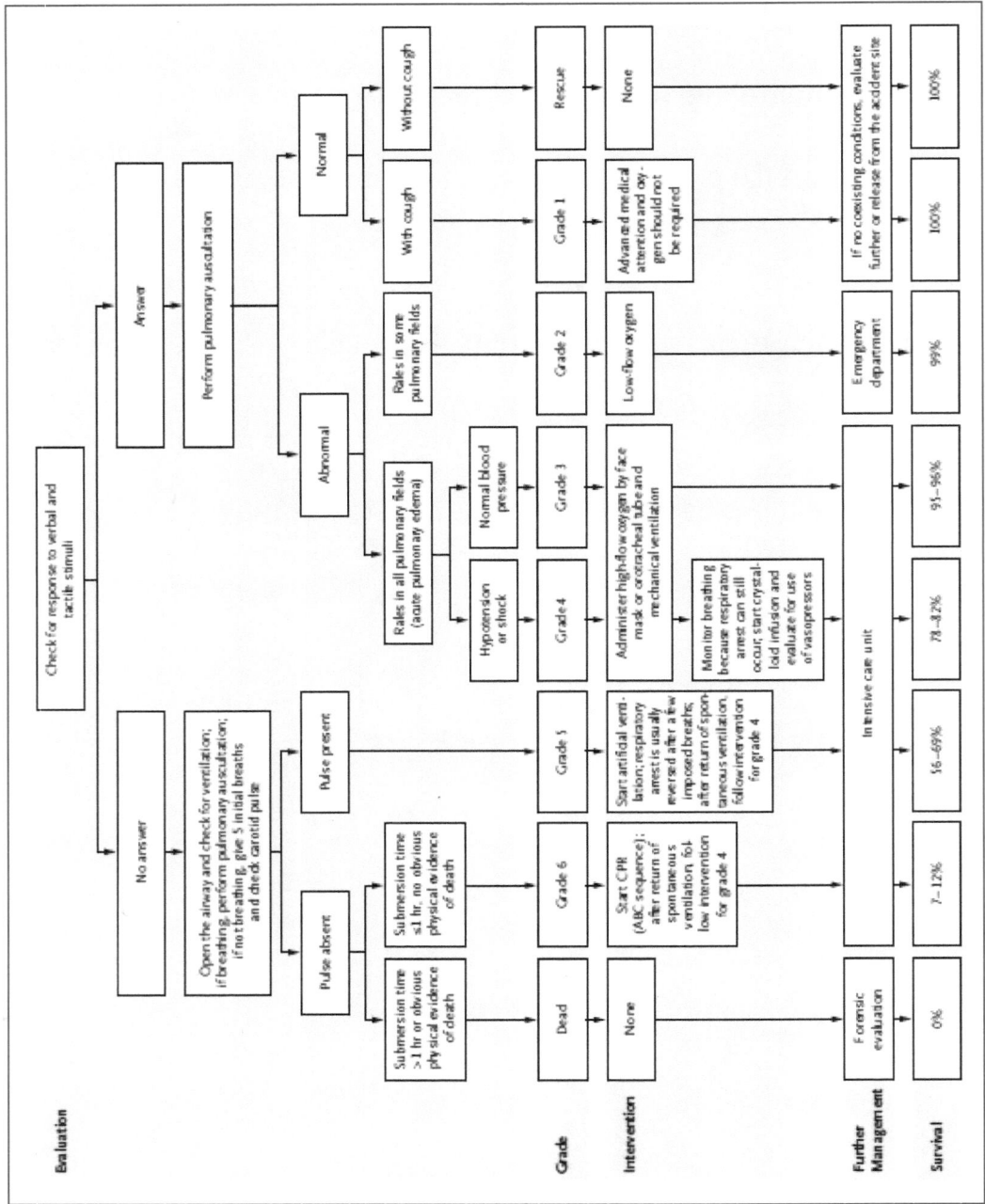

Evaluation

Check for response to verbal and tactile stimuli

- **Answer**
  - Perform pulmonary auscultation
    - **Normal**
      - Without cough → **Rescue** → None → If no coexisting conditions, evaluate further or release from the accident site → 100%
      - With cough → **Grade 1** → Advanced medical attention and oxygen should not be required → 100%
    - **Abnormal**
      - Rales in some pulmonary fields → **Grade 2** → Low-flow oxygen → Emergency department → 99%
      - Rales in all pulmonary fields (acute pulmonary edema)
        - Normal blood pressure → **Grade 3** → Administer high-flow oxygen by face mask or orotracheal tube and mechanical ventilation → 91–96%
        - Hypotension or shock → **Grade 4** → Administer high-flow oxygen by face mask or orotracheal tube and mechanical ventilation; Monitor breathing because respiratory arrest can still occur; start crystal-loid infusion and evaluate for use of vasopressors → Intensive care unit → 78–82%

- **No answer**
  - Open the airway and check for ventilation; (if breathing, perform pulmonary auscultation; if not breathing, give 5 initial breaths and check carotid pulse
    - **Pulse present** → **Grade 5** → Start artificial venti-lation; respiratory arrest is usually reversed after a few imposed breaths; after return of spon-taneous ventilation, follow intervention for grade 4 → Intensive care unit → 56–69%
    - **Pulse absent**
      - Submersion time ≤1 hr, no obvious physical evidence of death → **Grade 6** → Start CPR (ABC sequence); after return of spontaneous ventilation fol-low intervention for grade 4 → Intensive care unit → 7–12%
      - Submersion time >1 hr or obvious physical evidence of death → **Dead** → None → Forensic evaluation → 0%

Grade

Intervention

Further Management

Survival

Además, antes de continuar de manera específica con dicho soporte Vital avanzado, sería adecuado recordad que se han desarrollado 4 áreas en relación a la RCP de calidad, con las correspondientes recomendaciones [28]:

1. Medidas del desempeño de la RCP por los equipos de reanimadores:

Minimizar las interrupciones de las compresiones torácicas, alcanzando,

- Una fracción de compresiones torácicas superior al 80% del tiempo

- Frecuencia de compresiones torácicas entre 100 y 120 lpm

- Profundidad de las compresiones torácicas ≥ 50 mm en adultos y al menos 1/3 del diámetro antero-posterior del tórax en niños y lactantes

- Completa recuperación y relajación del tórax entre compresiones

- Evitar una ventilación excesiva, con una frecuencia de ventilaciones inferior a 12 por minuto y con mínima expansión torácica

2. Medidas de monitorización y retroalimentación, de la respuesta del paciente y del desempeño de los equipos, a nivel de Emergencias y en Unidades de Cuidados Intensivos:

2.1. Respuesta fisiológica del paciente

- Monitorización de la presión de perfusión coronaria > 20 mmHg o presión arterial diastólica > 25-30 mm Hg

- Monitorización de capnografía, ETCO2 > 20 mm Hg

2.2. Desempeño de los equipos de reanimadores

- Utilización de sistemas de retroalimentación de la frecuencia, profundidad e interrupción de las compresiones torácicas

- Sistemas de "*debriefing*" retrospectivos, con análisis de la información recogida en los casos atendidos

- Empleo de sistemas o equipos con la presencia de supervisores o directores directos del desempeño de los reanimadores

3. Intervenciones a nivel de equipos de resucitación sobre cómo asegurar una RCP de alta calidad en situaciones complejas:

3.1. Interacción inmediata sobre las características del desempeño de los reanimadores, priorizando las acciones necesarias si los pacientes no responden a los esfuerzos de resucitación

- Maximizar la fracción de compresiones torácicas > 80%, a través de la actuación coordinada de los miembros del equipo, minimización de las pausas de las compresiones torácicas, tanto para aislamiento de la vía aérea, como para valorar el pulso para realizar la desfibrilación

- Regular de forma estrecha la frecuencia de compresiones torácicas entre 100 y 120 por minuto

- Mejorar la profundidad de las compresiones torácicas, a través de una superficie firme sobre la que apoyar a la víctima, optimizar la mecánica de realización de las compresiones torácicas por los reanimadores rotando en periodos de no más de 2 minutos y manteniendo la técnica sin despegar las manos del tórax pero permitiendo su recuperación completa entre compresiones

- Evitar excesivas ventilaciones monitorizando la frecuencia de las mismas

- Consideraciones logísticas adicionales no claramente demostradas:

- Incorporación de dispositivos mecánicos de RCP, que dependerá de las situaciones a atender y los lugares donde se tenga que aplicar: RCP prolongada, áreas alejadas de centro hospitalario, transporte y programas de donación a corazón parado

- Transporte de pacientes durante la RCP, donde se ha demostrado la pérdida de eficacia de la resucitación y donde se podría recomendar la utilización de dispositivos mecánicos para evitar la pérdida de calidad

4. Actuaciones de mejora continua de la calidad de la RCP: a pesar de que estas medidas han demostrado mejorar los resultados finales y la seguridad y reducir los daños, muy pocas organizaciones las aplican, lo que lleva a una gran variabilidad en la aplicación de las técnicas de resucitación:

4.1. Autoevaluación (*"debriefing"*). Aplicable para cualquier entorno o equipo, extra o intrahospitalario, utilizando diferentes herramientas:

- Listas de comprobación durante la RCP, con apartados generales relativos a la organización de todo el proceso y además al desempeño adecuado de los elementos de RCP de calidad

- Revisión de los datos de monitorización recogidos durante los eventos, con un análisis de las situaciones y respuestas, con las posibles intervenciones de mejora

- Integración de un programa continuo de formación con aplicación de los distintos elementos de monitorización utilizados durante la asistencia y empleando ejercicios de simulación

4.2. Implantación de un sistema de círculo de calidad propio y participación en sistemas multicéntricos. Integración en registros multicéntricos tanto extra como intra-hospitalarios, para realizar una evaluación comparativa que conduzca a mejorar los resultados

En conclusión, existen grandes oportunidades de mejorar en el ámbito del desempeño de la RCP, tanto a nivel extra como intra-hospitalario. Los expertos presentan finalmente y en forma de resumen una serie de recomendaciones de actuación, así como de actuaciones futuras a desarrollar en este campo.

DIEZ PUNTOS FUNDAMENTALES PARA CONSEGUIR UNA RCP DE CALIDAD, TANTO A NIVEL EXTRA COMO INTRA-HOSPITALARIO

1. Cada año en USA, más de 500.000 adultos y niños sufren una parada cardiaca y menos del 15% sobreviven.

2. La RCP de alta calidad es el componente fundamental que influye en la mortalidad de la parada cardiaca, pero existe una importante variación en la monitorización, la implementación y la mejora de la calidad.

3. Existe una importante brecha entre el conocimiento actual de la RCP de calidad y su aplicación óptima, lo que conlleva la existencia de muertes prevenibles por parada cardiaca.

4. El propósito de la declaración de consenso es estimular un cambio a gran escala proporcionando al personal sanitario y a los sistemas de salud de unas bases tangibles con las que maximizar la calidad de la RCP y salvar más vidas.

5. Los objetivos en la aplicación de la RCP incluyen:

    1. Fracción de compresiones torácicas > 80%

    2. Frecuencia de compresiones torácicas de 100-120 por minuto.

    3. Profundidad de las compresiones torácicas de al menos 50 mm en adultos y al menos 1/3 del diámetro anteroposterior del tórax en niños.

    4. Ventilación no excesiva con una frecuencia menor a 12 respiraciones por minuto con mínima expansión torácica.

6. La monitorización de una RCP de calidad puede estar basada en la valoración del desempeño de los equipos de resucitación o de las respuestas fisiológicas de los pacientes a las maniobras de resucitación, todos los cuales deberán ser ajustados de forma continuada de acuerdo a la respuesta obtenida.

7. Los equipos de resucitación deben coordinar sus esfuerzos para asegurar una RCP de alta calidad durante la parada cardiaca.

8. Cada servicio de emergencias, hospital y programa profesional de reanimadores debe desarrollar un programa de mejora continua de la calidad de la RCP que proporcione adecuada retroalimentación a sus gestores, directores y a los propios reanimadores.

9. Debe desarrollarse un sistema estandarizado de información de las medidas de RCP de calidad a nivel nacional.

10. A través de mejores medidas, entrenamiento y procesos de mejora de los sistemas de la calidad de RCP, podemos obtener un impacto significativo en la supervivencia de la parada cardiaca y eliminar la brecha entre los resultados que se obtienen actualmente y los que serían óptimos.[28]

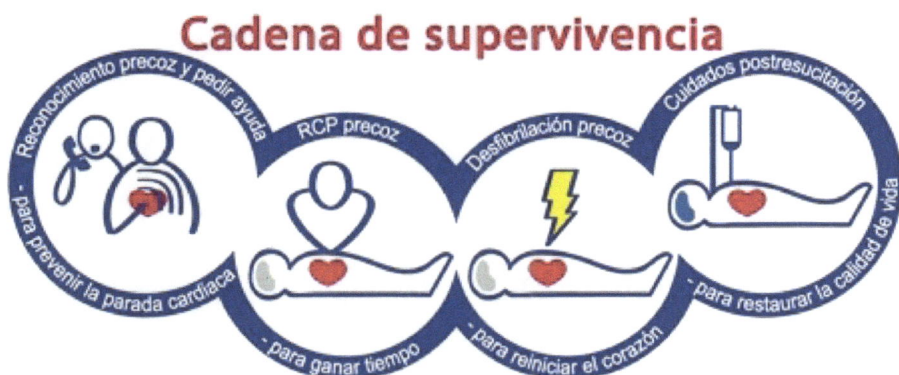

Cadena de supervivencia

Conocidas las medidas a seguir para una RCP de calidad, se continuará con una valoración avanzada y general del enfermo [1]:

- Respiración/Oxigenación: Se comprobará la permeabilidad de la vía aérea, movimientos respiratorios, aleteo nasal, disnea, cianosis (en partes distales o mucosas), apnea, taquipnea, tos, Saturación de O2, etc.

- Circulación: Frecuencia cardiaca, presión arterial, presión venosa central y pulsos centrales y/o periféricos.

- Comunicación: nivel de conciencia (Escala de Glasgow), reacción pupilar, convulsiones, focalidad, ansiedad y temor, etc.

- Termorregulación: Hipotermia/hipertermia.

- Eliminación: diuresis, deposiciones.

- Integridad de la piel/mucosas: Lesiones de la piel, coloración de la misma, sospecha de lesión medular, deformidades por traumatismos, etc.

- Alimentación: Distensión abdominal, vómitos, etc.

Detener RCP

El ahogamiento (con o sin hipotermia) es una situación en la que los intentos de resucitación deben ser prolongados, incluso si el panorama parece no tener esperanza [1]. Se han recogido casos de supervivientes neurológicamente intactos después de una inmersión prolongada. Lo ideal es que los esfuerzos por revivir una víctima de ahogamiento deberían continuar hasta que un médico de alto nivel tome la decisión para detener la RCP. De lo contrario, hay que continuar con la RCP hasta que:

- Llegue ayuda cualificada y se haga cargo.

- La víctima comienza a dar señales de recobrar el conocimiento, tales como tos, apertura de ojos, habla, movimientos voluntarios y/o comienza a respirar normalmente.

- El reanimador acaba agotado.

Capítulo 8. Manejo de la vía aérea en el ahogamiento.

S. Rebollo, A. Fernández

Durante décadas el manejo de la vía aérea en la parada cardiaca ha sido algo prioritario. Para ello comúnmente se ha utilizado la estrategia de la ventilación con mascarilla y bolsa auto-inflable. Sin embargo, para mantener una vía aérea adecuadamente abierta que permita el intercambio de gases y al mismo tiempo proteger los pulmones de la aspiración de contenido gástrico se han utilizado técnicas de manejo de la vía aérea más avanzadas [29]. Éstas han sido fundamentalmente la intubación endotraqueal o la colocación de dispositivos supraglóticos [30], Sin embargo, algunos estudios han demostrado la aparición de complicaciones con la intubación endotraqueal en diversos grupos de pacientes con traumatismo craneal [31, 32] o con parada cardiaca [31], cuestionando su aplicación, o incluso reservando su empleo solo por personal experimentado. La intubación traqueal, con el fin de asegurar la vía aérea de los pacientes graves o en parada cardiaca, es una intervención realizada habitualmente por los profesionales de las áreas críticas o de los servicios de emergencias extra-hospitalarias. Su realización está basada en la asunción de que, al igual en la práctica hospitalaria y extra-hospitalaria, una vía aérea comprometida debe asegurarse lo más pronto posible para asegurar la ventilación y la oxigenación.

En el entorno extra-hospitalario las situaciones y los escenarios tienen ciertas diferencias con el entorno hospitalario, y la intubación puede presentar más dificultades. Cuando se realiza de forma incorrecta pueden provocar eventos adversos que perjudiquen el resultado final de los pacientes.

El manejo de la vía aérea durante la resucitación cardiopulmonar no es por tanto extraño a esta situación. El manejo convencional, que considera que la apertura de la vía aérea y la ventilación es esencial durante la resucitación y que las técnicas de manejo avanzado de la vía aérea son el "gold standard" ha dejado de estar universalmente considerada [30]. Sin embargo, en algún momento del proceso de la resucitación la apertura de la vía aérea y la adecuada oxigenación y ventilación pueden ser esenciales, pues sin ellas puede resultar imposible recuperar y mantener un ritmo cardíaco efectivo. Por otro lado, puede ser necesario proteger los pulmones del daño que puedan producirle la aspiración de los contenidos gástricos. La mejor aproximación al manejo de la vía aérea puede ser diferente dependiendo de la causa de la parada cardiaca, e incluso dependiendo del ámbito en que ésta se produzca, extra-hospitalario o intra-hospitalario.

Estudios observacionales han sugerido que la ventilación es necesaria en la RCP que se realiza en niños y en aquellas paradas cardiacas de causa primaria respiratoria, como el ahogamiento.

Asimismo, su aplicación será necesaria cuando el proceso de resucitación y la parada cardiaca son prolongados. Será por tanto en estos casos donde el manejo avanzado de la vía aérea sea necesario.

Otro estudios recientes sugieren que la ventilación con máscara facial y bolsa auto-inflable es la mejor opción para los casos de parada cardiaca, comparado con otras técnicas avanzadas, bien la intubación traqueal o la utilización de dispositivos supraglóticos. Además, el uso de la ventilación con mascarilla y bolsa auto-inflable es un elemento que deben manejar todos los profesionales implicados en resucitación de la parada cardiaca. Por otro lado, no hay que olvidar que la utilización de la ventilación con mascarilla y bolsa auto-inflable debe hacerse con la ayuda de elementos como las cánulas orofaringeas o nasofaringeas.

La intubación orotraqueal en escenarios de emergencia como la parada cardiaca no está exenta de complicaciones. Se ha

demostrado que la intubación ofrece dificultades hasta en un 10,3%
de los casos practicados en el ámbito hospitalario y el 13% de los
realizados en el ámbito extra-hospitalario. Por otro lado, casi un 10%
de los casos de intubación extra-hospitalaria presentaron alguna
complicación, como la necesidad de varios intentos para establecer la
intubación definitiva, la intubación selectiva del bronquio derecho, el
desplazamiento del tubo durante el transporte o la permanencia del
mismo por encima de las cuerdas vocales.

Así, la intubación orotraqueal requiere un importante
entrenamiento y una práctica regular para evitar la pérdida de
habilidades. Elegir entre la ventilación con mascarilla y bolsa auto-
inflable, con dispositivos supraglóticos o a través de la intubación
traqueal dentro del proceso de RCP en la parada cardiaca va a
depender de diferentes factores que habrá que tener en cuenta y
que no habrán de ser uniformes en todas las situaciones. La
ventilación con bolsa y mascarilla requiere cierto entrenamiento,

acarrea pausas en las compresiones torácicas, puede favorecer la dilatación gástrica y el riesgo de regurgitación. La utilización de dispositivos supraglóticos, que se ha favorecido fundamentalmente desde el ámbito anglosajón argumentando una moderada dificultad para su inserción, no requiere interrumpir las compresiones torácicas, tiene un menor riesgo de dilatación gástrica y de aspiración de contenido gástrico y requiere un nivel de entrenamiento y experiencia no muy prolongados. Finalmente, la intubación traqueal tiene la ventaja de no interrumpir las compresiones torácicas durante la ventilación (aunque sí durante el proceso de intubación), impide la dilatación gástrica y la regurgitación, pero tiene el inconveniente de requerir un alto nivel de entrenamiento y la práctica de mantenimiento de habilidades. Cada reanimador deberá conocer sus propias preferencias y nivel de competencias para utilizar una u otra técnica. [28]

Capítulo 9. Manejo y control de la circulación. Desfibrilación.

M. Galindo, L. Herrera

Se deben seguir los protocolos estándar de soporte vital avanzado pero teniendo en cuenta las diferencias que tiene al ser un ahogamiento. El acceso venoso periférico no debe retrasarse. En el caso de no poderse realizar, el acceso intraóseo es una vía alternativa. Sin embargo, la administración endotraqueal no se recomienda por las características del ahogado. Durante la inmersión prolongada, las víctimas pueden llegar a hipotensarse debido a la presión hidrostática del agua dentro del cuerpo. Para corregirlo se deben aportar fluidos, pero evitando el exceso de aporte, ya que con ello se puede facilitar que aparezca edema pulmonar. Los fluidos de elección son los cristaloides, independientemente de si ha sido aspirada agua dulce o salada. Tras el regreso de la circulación espontánea, se debe utilizar la monitorización hemodinámica para saber qué cantidad de fluido se le seguirá administrando [7, 9, 11].

Hay que tener en cuenta que la palpación de pulso como único indicador de la presencia ausencia de una parada cardiaca no es fiable. Se deberá realizar por lo menos un electrocardiograma de 12 derivaciones para certificarse de ello (además se podrá utilizar para ello la ecocardiografía o la medida del CO_2 inspirado) [7].

Después del ahogamiento (grado 6) se suele presentar asistolia o actividad eléctrica sin pulso. La fibrilación ventricular (FV) rara vez se presenta. La FV como primer ritmo registrado en ECG tras un paro cardiaco por ahogamiento es menos probable que tras una Muerte Súbita, pero el ahogamiento puede ser secundario a otra causa de paro cardíaco, tales como el infarto agudo de miocardio o un accidente cerebrovascular. También puede ocurrir, en raras ocasiones, y particularmente en jóvenes nadadores, el colapso repentino en el agua. Algunos de estos casos se deben a anomalías congénitas, estructurales (por ejemplo, miocardiopatía hipertrófica, miocardiopatía arritmogénica del ventrículo derecho) o a patologías de los canales iónicos (por ejemplo, el síndrome de QT largo (SQTL); El síndrome de Brugada; taquicardia ventricular polimórfica por catecolaminas).

También podrá aparecer FV en presencia de hipotermia [5]. Por este motivo, si el paciente presenta hipotermia es imprescindible la monitorización electrocardiográfica. La hipotermia puede producir un pulso irregular, pequeño y lento, difícil de detectar. Sin embargo, protege el cerebro y órganos vitales y mejora el pronóstico de la PCR, como se comenta posteriormente. Es importante saber que no se puede considerar muerte hasta que el paciente haya sido calentado o hasta que hayan fracasado los intentos de aumentar la temperatura corporal. Puede ser necesaria, por lo tanto, una resucitación prolongada. En todos estos casos, la FV puede ser el ritmo de presentación y por lo tanto se debe buscar lo más pronto posible un desfibrilador externo automático (DEA) mientras se continúa la RCP de manera ininterrumpida.

La víctima debe ser retirada del agua y secarse el pecho rápidamente para permitir que las almohadillas de los electrodos puedan adherirse. La presencia de un poco de agua en o alrededor de la víctima no representa un riesgo adicional para el reanimador, pero deben observarse las precauciones normales de seguridad.

Capítulo 10. Consideraciones en soporte vital avanzado en pacientes con hipotermia.

A. Ojados, A. Ortín

Como se indica previamente, las víctimas de ahogamiento podrían presentar hipotermia si se sumergen en agua helada (<5 ° C). Esto puede proporcionar alguna protección contra los efectos de la hipoxia y probablemente explica casos de víctimas (generalmente niños) que son resucitados con éxito, después de una hora bajo el agua. Además, la oxigenación por membrana extracorpórea (ECMO) ha sido utilizada con éxito después de un paro cardíaco refractario secundario a ahogarse, especialmente cuando la víctima está muy fría.

Dado que se recomienda la hipotermia terapéutica para víctimas inconscientes resucitadas de parada cardíaca prehospitalaria, se puede plantear incluso si la hipotermia se debe revertir en una víctima resucitada después de ahogarse. Así se plantea que dichas víctimas deben ser recalentados hasta que alcancen una temperatura central de 32-34 º C durante la post-resucitación de cuidados intensivos. [1]

La hipotermia puede ser primaria, si la sumersión se produce en agua helada (<5ºC) se desarrollará rápidamente y puede proporcionar cierta protección contra la hipoxia como se ha comentado anteriormente, o secundaria, si se produce como una complicación de la pérdida de calor durante la inmersión y la pérdida de calor durante el intento de resucitación. Esta última hay que intentar evitarla retirando las prendas mojadas y tapando al paciente [8].

-Si el paciente presenta hipotermia grave, limitar a 3 los intentos de desfibrilación y esperar a tratar con fármacos hasta que la temperatura corporal supere los 30ºC. En la hipotermia moderada, doblar los intervalos (aproximadamente el doble de tiempo) entre dosis de fármacos (adrenalina, amiodarona).

-Comenzar la ventilación con altas concentraciones de oxígeno, si es posible caliente (40-46ºC) y humidificado.

-Buscar el pulso en una gran arteria y, si es posible, controlar durante 1 minuto el ECG antes de llegar a la conclusión de falta de circulación. Si la víctima no tiene pulso, comenzar inmediatamente las compresiones torácicas.

-Recalentamiento: retirar del agua fría, proteger del viento, retirar las prendas mojadas y frías y cubrir con mantas.

- o Métodos pasivos de calentamiento: recubrir con mantas en un sitio cerrado caliente

- Métodos activos: se hacen en la hipotermia grave o en la PCR. No deben retrasar el traslado al hospital. Se usan: gases calientes humidificados, perfusión IV de fluidos calientes, lavados internos con líquidos calientes (40ºC) gástrico, peritoneal, pleural o vesical).

Durante el recalentamiento los pacientes requieren gran aporte de fluidos, debido a la vasodilatación consecuente al aumento de temperatura. Es importante que el recalentamiento se produzca solamente cuando la vía aérea se haya asegurado, la oxigenación se haya mejorado, la circulación se ha estabilizado o lo anterior no se considere posible. Según un estudio, es posible la reanimación en este tipo de pacientes incluso después de 50 minutos de RCP, pero teniendo en cuenta que las compresiones sean de calidad, la oxigenación sea la adecuada por medio de intubación orotraqueal, el transporte se realice en UVI móvil y sin cesar las compresiones ni iniciar el recalentamiento antes de que se haga el ECG [19].

Otras intervenciones son: tomar temperatura rectal, puntuación en escala de Glasgow y recoger datos del suceso: actividades de rescate y reanimación, enfermedades actuales o previas, tiempo de inmersión, factores desencadenantes, traumatismos, drogas, etc. [10]. Estos datos son muy importantes, ya que a partir de ellos el paciente puede mostrar una clínica concreta y requerir un tratamiento preciso. Una manera uniforme de informar de los datos después de un ahogamiento es la adopción del sistema Utstein. Una vez cometida la primera valoración y reanimación in situ, se procederá al traslado, en el medio más adecuado, a un centro sanitario [12]. De hecho, un traslado inadecuado aumenta aún más la morbimortalidad, siendo primordiales el tiempo transcurrido entre el ahogamiento, la aplicación precoz de RCP por personal entrenado y la protección cervical [4].

Y completando esta información con otro estudio, podemos concluir que la reanimación es más efectiva si el traslado al hospital se realiza con ambulancia medicalizada y realizando las compresiones de manera mecánica con un dispositivo, para que el recalentamiento se haga en el hospital después de haber sido tratados los problemas primarios del paciente [20].Podemos concluir que el soporte vital avanzado es de gran importancia, porque según la bibliografía la evolución final del paciente está estrechamente relacionada con la situación clínica de su llegada al hospital [21].

Capítulo 11. Hipotermia Terapéutica en Cuidados Intensivos.
A. Ojados, R. Jiménez

La fisiopatología de la lesión cerebral luego de la resucitación por un paro cardíaco se considera multifactorial. El daño inicial se relaciona directamente con el tiempo transcurrido entre el paro cardíaco y el retorno de la circulación espontánea (RCE). La anoxia cerebral no sólo provoca la muerte del tejido cerebral y neuronal, sino que también favorece la lesión posterior durante la fase de reperfusión.

Se estima que las temperaturas inferiores brindan más protección. Al respecto, los modelos experimentales indican que por cada descenso en 1° C de la temperatura central corporal, la tasa metabólica cerebral se reduce en un 6%, aunque según datos de una investigación que analizó diferentes niveles de *HT*, los valores inferiores a 32° C parecen ser peligrosos.

Los estudios experimentales y los datos clínicos confirmaron los efectos neuroprotectores de la hipotermia terapéutica (*HT*) moderada a leve (30° C a 35° C), probablemente por sus efectos sobre múltiples vías deletéreas. Sobre la base de 2 ensayos clínicos aleatorizados, la *American Heart Association* y el *European Resuscitation Council* recomendaron la *HT* para los adultos que quedaron en coma luego de la resucitación inicial por RCE sucedida en la comunidad, con fibrilación ventricular o taquicardia ventricular sin pulso como ritmo cardíaco inicial luego del paro circulatorio y, también, afirmaron que podría ser beneficiosa para el tratamiento de otros ritmos cardíacos y para el paro cardíaco intrahospitalario.

Las temperaturas recomendadas varían entre 32° C a 34° C durante 12 a 24 horas, aunque se desconoce cuál de ellas es más eficaz. Según señalan los autores, los estudios clínicos existentes compararon la normotermia con la *HT* leve, pero ninguno contrastó diferentes niveles de temperatura.

Comentan los autores que los resultados del presente estudio piloto y aleatorizado indicaron que la HT de 32° C parece brindar mayor protección que el enfriamiento a 34° C, con mejores resultados a corto y a largo plazo. (33)

Si bien la HT forma parte de la atención estándar en los pacientes que permanecen en coma luego de un PCC, no se cuenta con información sobre la temperatura óptima a lograr, la duración del enfriamiento y la metodología óptima para el enfriamiento y el recalentamiento.

La utilización temprana de HT con temperaturas inferiores a 30° C se asoció con arritmias cardíacas, coagulopatía y aumento de la tasa de infección. Los estudios en animales indicaron que se logra mayor protección cuando se alcanzan temperaturas menores. (33)

Para disminuir los efectos adversos, algunos ensayos señalaron como objetivo el logro de temperaturas de 33 ± 1° C luego de la resucitación, definida como *HT* leve. Debido al riesgo de posibles complicaciones con temperaturas inferiores a 32º C, estos valores no se evaluaron en el presente ensayo.

La elección de una temperatura de 32º C aparentemente es tan segura como la de 34º C. En conclusión, los resultados de esta investigación piloto indicaron que el logro de una temperatura de enfriamiento de 32º C puede mejorar los desenlaces clínicos de los sobrevivientes de un PCC secundario a fibrilación ventricular o taquicardia ventricular sin pulso.

Capítulo 12. Hidrocución. Manejo y prevención.

S. Rebollo, L. Herrera

Valoración.

Se producen diversas manifestaciones:

- o Obnubilación, disminución de conciencia con visión borrosa.

- o Vértigo, acúfenos; sensación de calor, enrojecimiento de la piel.

- o Dolor de cabeza, aparición de la clásica "piel de gallina".

Hay que estar atento a la aparición de alguna de estas manifestaciones que indicarán que hay que interrumpir la inmersión lo antes posible.

Factores predisponentes. Aumentan el riesgo de que se produzca el accidente pero no siempre son la causa origen.

- *Temperatura del agua.* Como ya se ha comentado anteriormente es determinante. Se considera hipotermia cuando la temperatura corporal se encuentra por debajo de 35,5°C la rectal y 35 °C la axilar. Entre 35°C y 32°C se considera hipotermia leve, entre 32°C y 30°C moderada y por debajo grave o muy grave (ver anexo IV) [25]. El síndrome de enfriamiento es el conjunto de síntomas y signos que acompañan a la hipotermia, se compaña de trastornos de perfusión, alteraciones cardiopulmonares y metabólicas, que pueden conducir al shock [26].

- *Tiempo de permanencia en el agua.* A mayor tiempo de exposición, mayor pérdida de calor y, por lo tanto, más efectos negativos para el organismo.

- *Exposición al sol antes del baño.* Debido a que antes de la inmersión la temperatura corporal ha aumentado (en algunos casos por encima de 39°C) y la diferencia de temperatura es mayor al entrar al agua.

- *Ingesta antes de la inmersión*. Históricamente se ha relacionado a la inmersión en el agua un tiempo inmediatamente después de ingerir alimentos con la aparición de diversos accidentes que podían provocar ahogamiento. A este fenómeno se le ha denominado erróneamente "corte de digestión". Hay que tener en cuenta que la digestión es un conjunto de procesos por los cuales los alimentos ingeridos se convierten en sustancias asimilables por el cuerpo. Si este proceso se modifica o se interrumpe pueden aparecer ciertas alteraciones (como dolor abdominal, náuseas, vómitos, mareos, etc.) que en sí mismas no son peligrosas. Por lo tanto, las consecuencias de la aparición de este fenómeno en el agua van a depender de la situación y de la reacción del nadador, no siendo directamente la causa directa del posible accidente. Teniendo en cuenta todo esto, hay que tener presente que en momentos posteriores a la ingesta el aparato digestivo necesita un mayor aporte de sangre para su correcto funcionamiento, por lo tanto, al producirse la inmersión en el agua y necesitar los vasos periféricos un mayor aporte de sangre para mantener la temperatura corporal, va a dirigirse el aporte sanguíneo hacia la piel, pudiendo surgir alteraciones en los centros vasomotores que tengan como consecuencia el shock, la pérdida de conocimiento, y con ello, el posible ahogamiento [15]. Sabiendo esto, las medidas para evitarlo son las siguientes:

-Evitar entrar de forma súbita al agua tras una exposición prolongada al sol, con la digestión en curso. Se recomienda sumergirse lenta y progresivamente en el agua, mojando todas las partes del cuerpo antes de realizar la inmersión completa.

-Evitar realizar ejercicio físico antes de introducirse en agua fría. Mientras realizamos cualquier tipo de ejercicio físico, se dan una serie de ajustes vasculares para poder mantener el aporte de oxígeno a los músculos. Esto conlleva sucesivas vasodilataciones y vasoconstricciones de distintos vasos y capilares. Cuando un individuo que está haciendo ejercicio físico (y más en tiempo caluroso) se introduce en agua fría, puede alterar esos ajustes vasculares pudiendo originarse hidrocución.

-Tener cuidado con los niños, puesto que son más propensos a sufrir hidrocución.

-Tener cuidado los pacientes con arritmias cardiacas, puesto que hay relación directa entre la temperatura del agua y la bradicardia que se produce después de la inmersión, resultando que, a menor temperatura, mayor bradicardia. Esto va a tener mayores consecuencias en aquellas personas que tienen alteraciones en el ritmo cardiaco, sobretodo aquellos con alteraciones de la conducción (bloqueos). La inmersión en agua fría puede estimular el centro cardioinhibidor, provocándoles alteraciones que desemboque en fibrilación ventricular y por lo tanto en parada cardiaca [27].

Capítulo 13. Conclusiones.
S. Moreno

Según la bibliografía utilizada, podemos decir que es necesaria más investigación en esta área, puesto que es mucho menor si la comparamos con otras áreas, como por ejemplo con la PCR primaria. La mayoría de manuales en castellano son de 2005, siendo antiguos en relación con otros documentos a nivel internacional, como la Guía del European Resuscitation Council Guidelines for Resuscitation, guía principal utilizada en el trabajo, presentando cambios novedosos, como:

El más importante es evitar la utilización de los términos: cuasi ahogamiento, ahogamiento seco, ahogamiento húmedo, ahogamiento secundario, etc. Y sin embargo en la totalidad de la bibliografía de 2005, y en la mayoría en castellano, utilizaban y definían estos términos.

Por otra parte, se pensaba que las diferencias entre el ahogamiento en agua dulce y el ahogamiento en agua salada eran significativas relevantes clínicamente para el tratamiento. Sin embargo la ILCOR concluye que las pequeñas diferencias electrolíticas no tienen relevancia clínica.

Recordar que el ahogamiento es una causa frecuente de lesiones accidentales y muerte, sobre todo en los jóvenes. Y que la muerte por ahogamiento se presenta sobre todo como consecuencia de la hipoxia, por lo que en el tratamiento inicial se debe dar prioridad a la actuación sobre la vía respiratoria y la ventilación.

Con respecto al recalentamiento en pacientes con hipotermia se ha incluido en la nueva bibliografía la necesidad de realizarlo exclusivamente cuando la vía aérea se haya asegurado, la oxigenación se haya mejorado, la circulación se haya estabilizado o cuando lo anterior no se haya considerado posible.

Otro aspecto de importancia es la seguridad en los entornos públicos y de ámbito privado, como son las piscinas. Aunque se han actualizado las normativas exigiendo más seguridad en las piscinas de uso público, estas medidas no parecen ser suficientes, ya que aunque hayan aumentado estas no han disminuido el número de casos de ahogamiento. Además de que es necesaria la regulación de las piscinas de uso privado, ya que no existen normas para éstas y son responsables de un 80% de las muertes por ahogamiento.

Además, las medidas de prevención, el tiempo de rescate, la correcta realización de la reanimación cardiopulmonar y la educación a padres y familiares en la misma, son los factores fundamentales para reducir el número de accidentes y mejorar la supervivencia, como así también lograr una buena recuperación neurológica.

En resumen, más del 85% de los casos de ahogamiento pueden prevenirse mediante la supervisión, instrucción de natación, la tecnología, la regulación y la educación pública.

Bibliografía.

[1] Handley Anthony J. Drowning BMJ 2014; 348 (Published 12 May 2014).

[2] Soar J, Perkins GD, Abbas G *et al*. European Resuscitation Council Guidelines for Resuscitation 2010 Section 8. The "Utstein Style". *Circulation* 2003;108:2565–74.

[3] Resuscitation Highlights 2012 *Autor: Dres. Nolan JP, Ornato JP, Parr MJA, Perkins GD, Soar J Resuscitation 2013;84: 129– 136.*

[4] López Torres O, Lima Castro J, Berdalles Millán J, García Montes R. Ahogamiento incompleto, valoración de la injuria cerebral al ingreso. Rev Med Electrón 2009; 31 (3).

[5] David Szpilman MD, Joost JL, Bierens MD, Anthony J, Handley MD, Orlowski J.

Drowning. N Engl J Med 2012; 366 (22): 2102-2110.

[6] Torres SF, Rodríguez M., Iolster T, Siaba Serrate A., Cruz Iturrieta C, Martínez del

Valle E, Roca Rivarola M. Casi ahogamiento en pediatría: epidemiología y factores

pronósticos. Arch Argent Pediatr 2009; 107 (3): 234-240.

[7] Panzino F, Quintillá JM, Luaces C, Puu J. Ahogamientos por inmersión no

intencional. Análisis de las circunstancias y perfil epidemiológico de las víctimas

atendidas en 21 servicios de urgencias españoles. An Pediatr 2013; 78 (3): 178-184.

[8] Papa L, Hoelle R, Idris AA. Systematic review of definitions for drowning incidents.

Resuscitation 2005; 65 (3): 255-264.

[9] Perales Rodríguez de Viguri N, López Messa J, Ruano Marco M. Manual de soporte vital avanzado. 4ª ed. Madrid: SEMICYUC; 2007.

[10] Soar J, Perkins GD, Abbas G, Alfonzo A, Barelli A, Bierens JJ, Nolan JP. Cardiac

arrest in special circumstances: Electrolyte abnormalities, poisoning, drowning,

accidental hypothermia, asthma, anaphylaxis, cardiac surgery, trauma, pregnancy,

electrocution. Resuscitation 2010; 81 (10): 1400-1433.

[11] Manrique Guzmán S, Olvera Guzmán C, Rodríguez Valencia F, Elizalde González

JJ. Síndrome de ahogamiento. An Med 2005; 50 (4): 177-183.

[12] Soar J, Perkins GD, Abbas G, Alfonzo A, Barelli A, Bierens JJ, Nolan JP. European Resuscitation Council guidelines for resuscitation

2010. Resuscitation 2010; 81 (10).

[13] Barón Romero M, Carballo García JM. Ahogamiento y semiahogamiento.

SUMMA 2005; 69 (1572).

[14] León Román CA. Enfermería en urgencias. La Habana: Ciencias Médicas; 2008.

[15] Rovira Gil E. Urgencias en Enfermería. 2ª ed. Madrid: DAE; 2005.

[16] K Batra R, J Paddle J. Therapeutic hypothermia in drowning induced hypoxic brain

injury: a case report. Cases J 2009; 2 (1): 9103.

[17] De Pont AC, de Jager CP, van den Bergh WM, Scgults MJ. Recovery from near

drowning and postanixic status epilepticus with controlled hypothermia. Neth J Med

2011; 69 (4)

[18] Grmec S, Strnad M, Podgorsek D. Comparison of the characteristics and outcome

among patients suffering from out-of-hospital primary cardiac arrest and drowning victims in cardiac arrest. Int J Emer Med 2009; 2 (7): 7-12.

[19] Granero Molina J, Moreno López JM. Guía de Cuidados de Enfermería en

Urgencias y Emergencias. Almería: Sistemas de oficina de Almería, SA: 2006

[20] Ochoa Gómez J, Ramalle Gómara E. ¿Reanimación cardiopulmonar clásica o solo masaje cardiaco? FMC 2011; 18 (3): 177

[21] Maldonado L, Niño M, Chávez O, Fernández E. Uso del surfactante en el manejo

del casi ahogamiento con agua dulce: a propósito de un caso. Arch venez pueric pediatr 2006; 69 (3): 128-130.

[22] Rudolph SS, Barnung S. Survival after drowning with cardiac arrest and mild

hypothermia. ISRN Cardio 2011.

[23] Friberg H, Rundgren M. Submersion, accidental hypothermia and cardiac arrest,

mechanical chest compressions as a bridge to final treatment: a case report. SJTREM

2009; 17 (7)

[24] Blasco Alonso J, Moreno Pérez D, Milano Manso G, Calvo Macías C, Jurado Ortiz

A. Ahogamientos y casiahogamientos en niños. An Pediatr 2005; 62 (1): 20-24.

[25] Soteras Martínez I, Subirats Bayego E, Reisten O. Hipotermia accidental. MEDCLI

2011; 137 (4): 171-177.

[26] Núñez A, Martínez MJ, García AF. Alteraciones de la temperatura corporal.

[Monografía en internet] Bibliomaster; 2005 [Acceso 10 mayo 2013].

[27] Moreno Romero J. Hidrocución, el mal llamado (y temido) corte de digestión. Suite101; 2010.

[28] Meaney PA, Bobrow BJ, Mancini ME. CPR Quality: Improving cardiac resuscitation outcomes both incide and outside the hospital. A consensus statement from the American Heart Association on behalf of the CPR Quality Summit Investigators, the American Heart Association Emergency Cardiovascular Care Committee, and the Council on Cardiopulmonary, Critical Care, Perioperative and Resuscitation. Circulation 2013

[29] Juan B. López Messa. CPR Mejoría del pronóstico de la reanimación cardiopulmonar dentro o fuera del hospital. REMI, http://medicina-intensiva.com. Julio 2013

[30] Wang HE, Yealy DM. Managing the airway during cardiac arrest. JAMA 2013; 309: 285-286

[31] Wang HE et al. Ann Out-of-hospital endotracheal intubation and outcome after traumatic brain injury. Emerg Med 2004; 44: 430-450.

[32] Von Elm E et al. Pre-hospital tracheal intubation in patients with traumatic brain injury: systematic review of current evidence. Br J Anaesth 2009; 103: 371-386.

[33] Lopez-de-Sa E, Rey JR, Armada E. Hypotermia in comatose survivors from out-of-hospital cardiac arrest: pilot trial comparing 2 levels of target temperature. Circulation 126 (24): 2826-2833, Dic 2012.

[34] Diaz Alersi R. Relación entre manejo avanzado de la vía aérea y buen resultado neurológico en la PCR extrahospitalaria. [REMI 2013; 13 (6): 1863].

www.ingramcontent.com/pod-product-compliance
Lightning Source LLC
Chambersburg PA
CBHW042049210326
41519CB00052B/180